PLAN

D'ORGANISATION

HYGIÉNIQUE ET MÉDICALE

POUR LES COLLEGES NATIONAUX

PAR POUGET,

DOCTEUR EN MÉDECINE,

Ex-Médecin de l'École de Sorèze, Inspecteur des Bains de Mer de Royan,

MEMBRE DE LA SOCIÉTÉ DE MÉDECINE DE BORDEAUX, ET MEMBRE CORRESPONDANT
DE CELLE DE TOULOUSE, etc., etc;

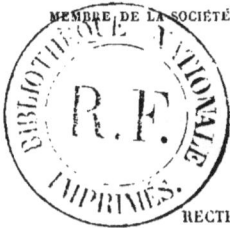

ET

VALAT,

RECTEUR DE L'ACADÉMIE DE L'AVEYRON,

**Ancien Professeur de Mathématiques, et ancien Inspecteur
de l'Académie de Bordeaux.**

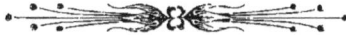

BORDEAUX.

TYP. DE SUWERINCK, IMPRIMEUR DE LA CHAMBRE DE COMMERCE,
Rue Sainte-Catherine, Bazar Bordelais.

1850.

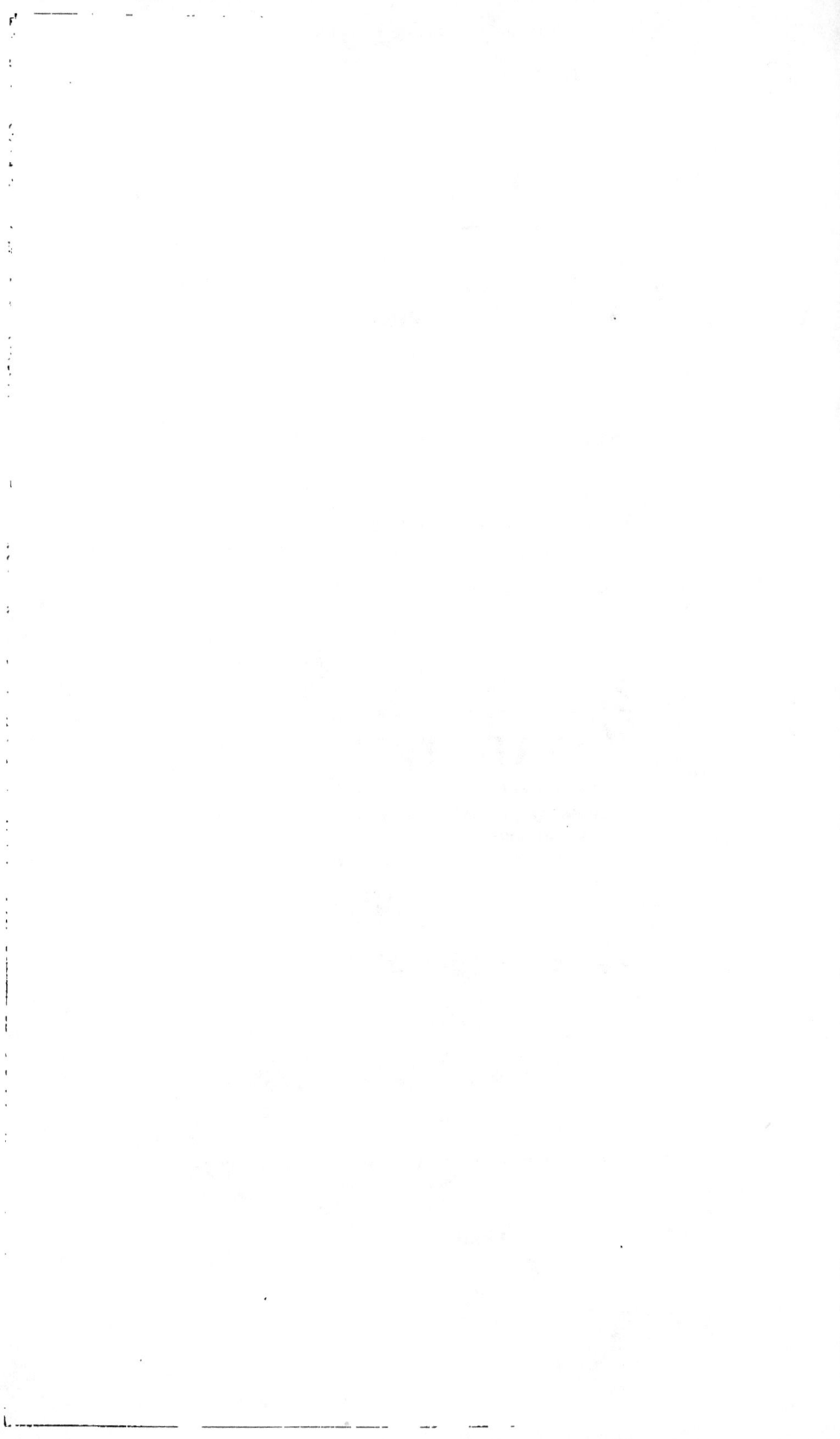

OBSERVATIONS PRÉLIMINAIRES.

———

En faisant réimprimer une brochure que nous avions publiée en 1838, concernant la nécessité d'organiser un service hygiénique spécial attaché à tous les établissements d'instruction puplique, nous avons pensé qu'il était nécessaire de faire précéder cette réimpression de quelques réflexions en forme de compte rendu des diverses phases par lesquelles notre travail a passé. On reconnaîtra, peut-être,

1

par cette communication, que le mot *progrès*, si souvent prononcé de nos jours, n'est pas encore bien entré dans les idées.

Quoi de plus important, cependant, pour les familles, que la santé des enfants, surtout à une époque où, il faut bien en convenir, l'enfance est presque généralement atteinte d'une faiblesse de complexion alarmante?

Ceci observé, nous entrons en matière :

Lorsqu'en 1838, il y a douze ans, nous publiâmes de concert, M. Valat et moi, un plan d'organisation hygiénique et médicale, destiné aux établissements d'instruction publique, nous étions convaincus qu'il existait une lacune importante dans l'éducation publique, et, tout en la signalant, nous indiquions plusieurs moyens qui nous paraissaient convenables pour la remplir.

Les efforts, que nous avons faits près des divers ministres de l'Instruction publique qui se sont succédé depuis cette époque, pour faire apprécier l'utilité des réformes que nous proposions, ayant été, sous le point de vue le plus important, infructueux, et les remercîments, que nous pouvions attendre de leur urbanité, s'étant bornés à un renvoi devant le Conseil de l'Université qui n'a pas fait connaître son opinion, ne nous ont pas encouragés à continuer nos démarches ; cependant, nous n'avons pas tout perdu à ces communications : d'un côté, nos idées ont pris faveur dans la société, qui a reconnu l'avantage qu'on pourrait obtenir de leur mise en œuvre ; d'un autre côté, le gouvernement est entré, peu à peu, dans la voie que nous avions tracée, peut-être sur les ouvertures déjà faites par nous, plus probablement encore d'après le sentiment des besoins que nous avions signalés. Toutefois, comme il arrive à celui qui agit sans un plan bien arrêté, on n'a fait que fort peu, et si tout n'est point à faire, du moins reste-t-il à réaliser la meilleure partie des améliorations indiquées dans notre plan.

Nous ne tenons point essentiellement à revendiquer le faible mérite de quelques idées suggérées par une sollicitude que partagent la plupart des personnes qui s'occupent de l'éducation de la jeunesse ; le bien qu'elles eussent opéré depuis dix ans eût été, sans doute, pour nous, une récompense suffisante et un encouragement, surtout si nous eussions été mis à même de publier dans cet opuscule le résultat de nos travaux.

Quoi qu'il en soit, nous croyons que le moment est opportun pour donner une nouvelle édition de notre travail de 1838, auquel nous joindrons l'historique succint des tentatives faites pour réaliser, en tout ou en partie, l'application des principes qu'il renferme.

Sûr de l'assentiment de notre collaborateur M. Valat, actuellement Recteur de l'Académie de l'Aveyron, nous n'avons pas cru devoir réclamer son intervention pour un simple exposé des faits, nous réservant de la demander plus tard, si nos idées avaient besoin de nouveaux développements.

Le *Plan hygiénique et médical* publié en 1838, avait surtout pour objet d'introduire un élément essentiel dans l'éducation de la jeunesse de nos lycées et dans nos établissements d'instruction publique ; la reproduction de ce plan démontrera que notre opinion n'a pas changé. Le rôle de médecin, presque toujours secondaire jusqu'à ce moment, doit acquérir une importance réelle, lorsqu'on aura suffisamment considéré le travail de la nature, qui tantôt arrête, tantôt ralentit, tantôt accélère celui de l'éducation, non seulement dans les altérations malheureusement assez communes de l'état normal physique, mais encore dans les modifications insensibles ou inaperçues que subit l'organisme. En un mot, notre intention avait été de faire la part du travail physique qui s'opère dans le corps des enfants, en même temps que s'effectue le travail intellectuel auquel ils sont soumis ; c'était là l'objet de notre pensée : on pouvait discuter pour l'urgence et l'opportunité de son application ; mais, en principe, si l'on avait examiné sérieusement la question, cette application devait être immédiate.

Dès-lors, et peut-être aussi par la position de l'un des auteurs, notre travail devait être adressé au Ministre de l'Instruction publique , ce qui eut lieu, en 1839, par l'intermédiaire de M. le Recteur de l'Académie de Bordeaux : la réponse ne fut qu'un simple accusé de réception.

Le 2 janvier 1840, nous étant mis en rapport avec M. Ducos, député de la Gironde, nous lui adressâmes notre brochure ; ce fut une occasion de la présenter à M. Villemain, ministre de l'instruction publique. Le 9 mars, nouvel accusé de réception. Le ministre ajoutait néanmoins qu'il avait lu avec intérêt la brochure ; il remerciait de son envoi.

L'entrée de M. Cousin au ministère de l'instruc-publique, dans ce même mois, nous engagea à lui écrire, le 15 avril, la lettre suivante :

« Monsieur le Ministre,

» L'éducation doit atteindre le double but de perfectionner les facultés de l'entendement, et de seconder le libre développement de notre organisation. Le corps ne peut souffrir, en général, sans que l'âme languisse; et les douleurs de l'âme usent rapidement le corps.

» Si les anciens avaient fait une part trop considérable aux exercices physiques, les modernes ne touchent-ils pas à l'autre extrême?... Il nous a paru qu'on pourrait aisément marcher entre ces deux écueils également dangereux. Nous avons émis, en conséquence, quelques idées qu'il est facile à tout établissement d'éducation de mettre en pratique.

» C'est le prodrome d'un ouvrage qui renferme un grand nombre de faits physiologiques et intellectuels. Que de frêles existences nous avons vues brisées par un travail intellectuel trop fort, par des luttes généreuses sans doute, mais imprudentes!... Combien d'autres encore compromises et perdues, même pour la société, par un zèle aveugle, par *un calcul égoïste!*.. Car, sauf quelques exceptions qui confirment la règle, rien de vraiment fort ne peut être tenté avant le complet développement de l'organisation physique; ce sont des préparations, et des préparations assurément bien importantes, que les leçons de nos collèges et de nos facultés; mais les jeunes gens doivent tout leur avenir à ces quatre ou cinq années qui succèdent à l'adolescence, et qui font d'ordinaire du jeune homme intelligent et laborieux, à vingt-cinq ans, ce qu'il sera toute sa vie, lorsque des circonstances fatales n'arrêtent pas ses généreux élans.

» Nous osons nous flatter que l'étude approfondie des établissements et universités germaniques vous permettra d'apprécier, sous son véritable point de vue, ce que nos réflexions peuvent renfermer d'utile et d'applicable. Le pas, le plus faible pas dans cette voie, nous semble un progrès, et c'est pour cela que nous attendons une réalisation quelconque de ces idées, avant de donner suite à nos recherches.

» Puissions-nous mériter de fournir, Monsieur le Ministre, à votre incessante sollicitude pour l'enseignement, quelque élément utile à cette jeunesse de nos écoles, que stimulent de si nobles exemples et de si grandes réputations.

» Veuillez agréer, Monsieur le Ministre, l'assurance des sentiments de la haute considération, etc., etc.

Les études que ce philosophe venait de faire en Allemagne, sans doute pour y puiser d'utiles en-enseigements, semblaient indiquer une disposition favorable à notre plan de réforme. Notre lettre eut le sort des précédentes. En mai, on répondit comme avait répondu M. Villemain; cependant, nous fûmes agréablement surpris de voir paraître, au *Moniteur* du 25 décembre, même année, l'arrêté suivant, émanant du ministre de l'instruction publique :

« Le Conseil royal de l'instruction publique, sur » la demande du Ministre de l'Instruction publi- » que, vient de prendre l'arrêté suivant :

« ART. 1er. — Il sera fait une inspection spéciale » des institutions et des pensions de la ville de Paris

» et du département de la Seine, à l'effet de consta-
» ter tout ce qui concerne la salubrité, l'ordre ma-
» tériel, la discipline, la tenue morale, la direction
» et le résultat des études.

» Art. 2. — Cette inspection sera confiée à MM.
» les Inspecteurs généraux et à MM. les Inspecteurs
» de l'Académie. L'ouverture de l'inspection est
» fixée au 5 janvier, et la clôture au 15 février
» 1841. »

Il résultait, en effet, de cet arrêté que l'urgence
des dispositions que nous proposions pour les colléges royaux avait été sentie, du moins pour les institutions particulières de Paris, et que l'organisation des inspecteurs d'Académies était jugée insuffi-
sante dans certains cas, puisqu'on leur adjoignait
des inspecteurs-généraux.

Ces mesures étaient-elles un commencement d'exécution du plan que nous avions adressé à M. le Ministre, il y avait plus d'un an? Avaient-elles été ins-
pirées par nos observations? C'est ce que nous ignorons. Toutefois, ce n'eût été qu'un bien faible pas
dans la voie que nous avions indiquée, et nous ne
le signalons que pour mémoire.

Nous l'avouerons, nos échecs successifs nous ôtè-
rent la confiance et le courage : nous ne fîmes plus

de tentatives nouvelles auprès des ministres jusqu'en 1845, nous contentant de soumettre notre plan à des personnes qui, dans des conditions diverses, pouvaient nous éclairer de leur expérience et de leurs lumières. Elles dissipèrent nos doutes en relevant le mérite de nos conceptions, et nous décidèrent à tenter de nouveaux efforts.

En avril 1845, nous adressâmes notre travail à M. Salvandy, ministre de l'instruction publique, par l'intermédiaire de M. de Lagrange, avec la lettre qui suit :

« Monsieur le Ministre,

» Les bienfaits de votre première administration qu'on n'a pu oublier, les vues de progrès qui en caractérisèrent tous les actes, nous rendent la confiance que des démarches infructueuses à d'autres époques nous avaient ôtée, et pleins d'espoir dans l'avenir que votre sollicitude prépare aux destinées de l'instruction publique, nous nous empressons de vous adresser le plan d'organisation hygiénique et médicale publié par nous en 1838, et sur lequel nous avions appelé, en 1840, l'attention de deux Ministres vos prédécesseurs, MM. Villemain et Cousin.

» Si, malgré l'honorable accueil fait à notre travail, ils n'ont pas réalisé les projets que nous pressentions, c'est que le moment n'était peut-être pas opportun pour accomplir les améliorations que nous demandions dans l'intérêt de la jeunesse et de la société ; les circonstances n'étaient ni aussi graves, ni aussi pressantes qu'aujourd'hui, et l'Université, alors tranquille, n'était pas en quelque sorte sommée de faire tout le bien qui ressort de sa belle mission.

» Nous ne nous dissimulerons pas d'ailleurs qu'un article fort remarquable de M. Virey, inséré dans la *Gazette médicale* du 22 mars dernier, a ranimé notre zèle en venant confirmer l'exactitude de nos anciennes idées.

» Permettez-nous de vous exposer le plus brièvement possible l'objet de notre communication.

» Vingt ans d'observations nous avaient montré bon nombre d'enfants, dans les collèges, luttant avec peine et dégoût contre les exigences d'une éducation intellectuelle de jour en jour plus laborieuse. L'expérience récente des dernières années, en présence de nouveaux cours obligatoires et d'un examen plus sévère pour le baccalauréat, a démontré la vérité de nos observations.

» De cette culture exclusive de l'esprit qui ne dure pas moins de dix ans, à une époque de la vie où l'organisation physique accomplit son inévitable et pénible développement, il nous paraît résulter :

» 1° Nombre de constitutions maladives ou débiles qui ne peuvent supporter jusqu'au bout les efforts intellectuels qu'on leur impose ;

» 2° Le développement anormal des facultés secondaires de l'esprit, telles que la mémoire et l'imagination, aux dépens des plus nobles, la raison et la réflexion.

» Pour quelques constitutions heureuses qui satisfont à toutes les exigences de l'éducation actuelle, combien en voit-on qui échouent !......

» Le plan hygiénique que nous proposons ne sera pas un spécifique souverain ; nous n'avons pas la prétention de le croire, mais c'est un moyen de plus, et un moyen rationnel de combattre le vice radical que signalent de

toutes parts les esprits amis d'un progrès raisonnable.
S'il a sans doute pour objet principal de donner à l'éducation physique, si fatalement négligée jusqu'à présent,
la place qu'elle doit occuper, vous le jugerez utile et favorable même à l'éducation intellectuelle. Son exécution
attesterait surtout la sollicitude de l'Université, pour la
santé des enfants qui lui sont confiés comme pension-
naires libres, et comme *boursiers*. Ajoutons une considération puissante :

» Les règlements universitaires confiant à des médecins
spéciaux le traitement des enfants malades, en éloignent
pour ainsi dire tout médecin qui serait à la convenance
des familles, sans que cependant aucun contrôle puisse
être exercé sur eux d'une manière efficace ou rationnelle ;
tandis que les professeurs ont leurs inspecteurs ordinaires,
leurs inspecteurs-généraux, sans compter la surveillance
active et journalière du censeur et du proviseur.

» Si dans tous les temps l'Université doit accueillir les
vues d'accélération que l'expérience semble lui indiquer,
il lui importe dans ce moment d'aller au-devant des objec-
tions suscitées par une coalition d'intérêts rivaux, en com-
blant les lacunes et corrigeant les imperfections du système qu'elle suit.

» Nous osons donc compter, Monsieur le Ministre, sur
votre suffrage et sur votre appui, pour le succès des mesures que nous avons l'honneur de proposer, persuadés,
dans tous les cas, que vous saurez apprécier le sentiment
qui nous a suggéré cet appel à votre sollicitude.

» Nous sommes, etc., etc. »

Notre appel à la sollicitude et aux lumières du
ministre le plus actif qu'ait compté l'Université de-

puis sa fondation, fut entendu cette fois, et, le 30
mai, il répondit à M. de la Grange *qu'il avait lu
avec le plus vif intérêt notre travail; il venait d'invi-
ter*, disait-il, *le Conseil royal à s'occuper de cette
importante question*, et il ajoutait *qu'il s'empresse-
rait de faire connaître la décision qui interviendrait.*

Presqu'en même temps, sur un article de M. Virey, imprimé dans la *Gazette médicale* du mois de
mars, nous avions écrit à M. Orfila qui, comme
médecin et membre du Conseil royal de l'Instruction
publique, nous semblait dans la meilleure position
pour apprécier notre plan, et l'appuyer de son influence :

« MONSIEUR,

» Les observations que nous avions recueillies dans les
colléges de l'Université et dans l'école de Sorèze, sur les
fâcheux résultats d'une éducation toute intellectuelle, nous
avait permis de reconnaître une des lacunes les plus importantes du système d'éducation publique.

» Nous avons cherché depuis longtemps par quels moyens
on pourrait la faire disparaître. Ces moyens, nous les avons
indiqués dans la brochure que nous avons l'honneur de
vous faire parvenir et que nous avions adressée, en 1840,
à MM. Cousin et Villemain, ministres de l'instruction
publique. Tous les deux ont accueilli l'hommage de notre
travail, comme le constatent leurs lettres des 20 mars et
21 mai 1840 ; l'un et l'autre ont reculé devant l'exécution
de notre plan, soit que le temps ne fût pas encore venu

de réaliser nos idées, soit que des soins plus graves eussent préoccupé leur pensée ; nous ne cherchâmes pas d'ailleurs à les répandre, quoique nos observations journalières nous en montrassent de plus en plus l'importance, persuadés que de pareilles mesures appartenaient à l'Université.

» Nous attendions une occasion favorable de les reproduire, lorsqu'un article de M. Virey, inséré dans la *Gazette médicale* du 22 mars 1846, a ranimé notre zèle, en venant confirmer, sur tous les points, l'exactitude de nos observations. Nous avons en conséquence adressé notre plan d'organisation hygiénique et médical à monsieur le Ministre de l'instruction publique, sous le patronage de M. le marquis de Lagrange.

» L'œuvre que nous proposons, ne change rien au système établi, et elle complète ; à l'hygiène médicale déjà si négligée dans les colléges, elle fait une belle place ; à l'éducation intellectuelle qui épuise, énerve le corps sans profiter à l'esprit, dans un grand nombre d'êtres, nous portons aide et secours. Le rôle du médecin, si subalterne dans tous les établissements universitaires, s'élève, s'agrandit par tout ce que la science et l'humanité y gagnent l'une et l'autre ; tous les élèves s'en trouveront mieux ; nombre d'entr'eux lui devront la vigueur nécessaire à leurs travaux intellectuels ; quelques-uns seront éloignés prudemment d'une lutte que doit leur interdire leur constitution trop faible ; et dans tous les cas, les parents sauront apprécier les bienfaits d'une pareille organisation. Tels sont les avantages que notre plan nous permet d'espérer ; et si vous y joignez les améliorations de divers genres que l'expérience doit suggérer, vous comprendrez, Monsieur, le parti qu'on doit en retirer dans l'intérêt de la société et de l'humanité.

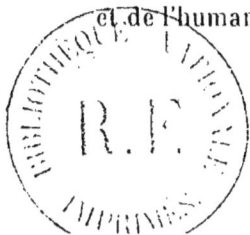

» Veuillez, Monsieur, honorer de votre suffrage et appuyer de votre autorité, si vous le croyez convenable, les idées que nous avons l'honneur de vous présenter : nous avons compris qu'elles ne pourraient avoir quelques chances de succès qu'autant qu'elles auraient votre approbation, et nous avons aussi compté sur votre sagacité et votre expérience pour en rectifier les imperfections.

» Veuillez recevoir, Monsieur, l'expression, etc. »

Heureux de nous trouver en communauté d'opinions et de sentiments avec l'honorable M. Virey, nous nous étions également empressés de lui adresser la lettre suivante que l'on nous permettra de reproduire ici :

« MONSIEUR,

» Dans un article très remarquable à tous égards, de *la Gazette médicale* du 22 mars, après avoir esquissé à grands traits les trois formes d'éducation qui ont été suivies chez les différents peuples, et conclu que la dernière seule était digne de notre civilisation moderne, vous avez signalé l'un des grands vices de ce dernier système.

» Il consiste à exercer exclusivement, et hors de toute mesure, les facultés intellectuelles de l'enfance, ce qui produit un double effet également déplorable : le premier, d'étouffer des intelligences encore bien faibles sous le poids de travaux encyclopédiques ; le second, de troubler le travail d'une organisation qui, avant d'être complète, doit surmonter tant d'obstacles.

» Ce mode si défectueux porte ses fruits tous les jours, et

notre société n'a peut-être jamais compté tant d'esprits mé-
diocres d'un côté, autant de corps débiles de l'autre.

» Tout en donnant à ces vues, ainsi qu'à la manière fer-
me et large dont elles sont présentées, tous les éloges qu'elles
méritent à nos yeux, nous vous prierons d'accepter l'hommage, de bien mince valeur, d'une brochure que nous avons
publiée en 1838, dans laquelle nous avons émis des idées
du même ordre, et sur lesquelles nous avons appelé dans
le temps l'attention de MM. Cousin et Villemain, succes-
sivement ministres de l'instruction publique.

« A Dieu ne plaise que nous ayons la moindre intention
de réclamer une priorité à laquelle nous n'attachons aucune importance ; mais nous l'avouons, ce qui nous paraît
d'un grand prix, c'est l'approbation que vous donnez, par
votre judicieuse critique, à une pensée qui nous a longtemps préoccupés, et l'espoir fondé que le moment est venu
sans doute de passer de la spéculation à la pratique, si
vous avez la bonté d'insister sur la réalisation du plan que
nous avons proposé.

» Votre position scientifique, l'illustration de votre nom,
suffiraient, nous n'en doutons pas, pour assurer le succès
d'une entreprise moins utile, moins nationale, moins chère
à tous les amis de la science et de l'humanité. Nous osons
donc espérer que votre patronage ne nous manquera pas
dans la nouvelle réclamation que nous adressons à M. Salvandy, si, après avoir parcouru l'opuscule que nous avons
l'honneur de vous envoyer, vous en approuvez les conclusions.

» Vous vous apercevrez sans peine que c'est le résumé
substantiel d'un traité plus étendu que nous avions voulu
d'abord publier ; mais nous avions craint qu'un ouvrage
un peu considérable ne fût pas lu, et qu'il ne renfermât en

outre des vues difficilement applicables dans leur totalité au système actuel de l'instruction publique en France.

» Toutefois, nous sommes persuadés que le gouvernement ne pourrait faire le premier pas dans la voie des améliorations indiquées par notre brochure, sans être bientôt obligé d'en faire d'autres d'une importance non moindre.

» Ce n'est pas à vous, Monsieur, qui voyez cette grave question sous un point de vue si éclairé, si net et si profond, qu'il nous conviendrait de les indiquer; mais nous nous croyons obligés de les signaler à M. le Ministre dans la lettre que nous lui écrivons à ce sujet.

» Veuillez excuser la liberté que nous avons prise de vous soumettre ces réflexions et nous pardonner l'indiscrétion de notre joie, à la découverte que nous avons faite de l'accord de vos idées avec les nôtres sur un sujet qui devrait nous être si familier à raison de la position de chacun de nous.

» Vos très respectueux serviteurs, etc. »

La résolution de M. Salvandy qui saisissait le Conseil royal de l'examen de la question que nous avions soulevée, et l'opinion favorable qu'il exprimait en sa faveur, devaient assurément nous donner l'espoir d'un succès plus ou moins complet, bien qu'un peu tardif.

Pour hâter une décision aussi importante, nous écrivîmes de nouveau à M. Orfila, pour lui faire envisager les avantages que la Médecine, comme science et comme profession, devait retirer de la réalisation de nos projets, et à M. le Ministre, pour le remercier de l'acte de bienveillance et de justice dont il avait honoré notre communication :

« MONSIEUR LE DOYEN,

» Nous recevons à l'instant, de M. de Lagrange, la communication d'une letttre de M. Salvandy, qui nous apprend la résolution qu'il a prise de consulter le conseil royal sur la valeur du plan que nous avons eu l'honneur de lui adresser.

» Cette faveur est déjà une récompense flatteuse pour nous, puisqu'elle va appeler sur notre œuvre l'attention des hommes éminents qui composent le conseil universitaire. C'est ce que nous demandions et sollicitions en 1838.

» Toutefois, le temps et la réflexion ont ajouté à nos convictions et modifié quelques-unes de nos idées, dont l'importance nous paraît accrue sensiblement par des circonstances graves dans lesquelles s'est trouvée l'Université, en face de ses adversaires ou de ses rivaux.

» Veuillez nous permettre de vous les indiquer, à vous qui devez en bien comprendre la portée, par la nature de vos travaux scientifiques.

» De grandes améliorations ont été introduites dans le système de l'instruction publique; l'éducation a été complétée, les pensionnats ont été l'objet de la sollicitude du conseil royal. On a réparé, assaini et même embelli les dortoirs, les infirmeries, les classes, avec un soin paternel. Toutefois, sous ce double point de vue, on n'a pas toujours fait tout ce qui était convenable, ni tout ce que réclament les intérêts de l'enfance; mais tout ce qui regarde la partie hygiénique et médicale proprement dite est demeuré

2

dans un état déplorable ; nous parlons en général, nous parlons aussi sans exagération, puisque notre point de départ, le collège de Bordeaux, est assurément un de ceux où l'on a fait le plus de sacrifices.

» Notre plan, s'il est adopté, en principe du moins, remplit une lacune importante, et ce qui est mieux, il doit marquer une ère nouvelle à l'égard des sages réformes que l'expérience amènera graduellement. Il rendra à la société plus d'un tiers en sus de sujets excellents en état de lui être utiles. Nous pouvons démontrer par des faits que, des premières classes élémentaires à la troisième, près de la moitié des élèves échappent à l'enseignement classique. Ainsi, d'un côté le nombre des sujets d'élite qui terminent leurs études et vont prendre dans le monde un rang distingué doit augmenter, quoique faiblement, nous en convenons ; mais, de l'autre côté, le nombre des petits, qui, par leur position moyenne entre les premiers et le peuple, sont appelés à exercer une influence remarquable, sera considérablement accru.

» Vous n'ignorez pas, Monsieur, que celui qui commence ses études sans pouvoir y consacrer cinq à six ans au moins de suite, devient ordinairement une plaie pour la société, par l'orgueil que lui inspirent les demi-connaissances acquises et la paresse d'esprit dont il a contracté l'habitude.

» Après avoir posé les bases d'une organisation générale dans le service de l'infirmerie et les fonctions du médecin attaché à chaque collège, il suffirait donc, pour le moment, de désigner quelques médecins inspecteurs-généraux pour les diverses régions de la France. Ils auraient mission de visiter les collèges à des époques indiquées par le conseil universitaire ou le ministre. Ils vérifieraient les rapports des médecins des colléges, recueilleraient leurs observations verbales, et adresseraient, à la fin de chaque année scolaire, un rapport général à l'Université.

» Une seule objection nous a été présentée. Les médecins des colléges, nous a-t-on dit, ne verront pas augmenter ainsi leurs obligations sans répugnance, et ils réclameront sans doute une augmentation de traitement. D'abord, nous ne voyons pas un inconvénient à augmenter un traitement déjà minime ; mais il est possible que ce ne soit pas nécessaire à raison de la position élevée que leur donnerait l'importance de leurs fonctions, d'où résulterait sans doute pour eux un changement favorable, sous le rapport de leur réputation, et par suite sous celui de leur clientelle.

» Nous sommes assurés que de la statistique dont nous traçons une esquisse si incomplète, naîtront de nouvelles et intéressantes appréciations scientifiques et sociales au point de vue de l'enfance. Nous avons lieu de croire que le système des travaux intellectuels lui-même en recevra plus tard une direction plus heureuse ; mais nous n'avons garde d'exprimer une opinion qui paraîtrait peut-être trop hasardée. Toutefois, nous ne saurions nous empêcher de signaler, comme conséquence plus ou moins prochaine, l'établissement de quelques sections spéciales, dans lesquelles l'enseignement serait subordonné aux indications hygiéniques, parfois même médicales, déterminées par le médecin.

» Recevez, Monsieur, etc. »

En même temps, nous écrivions au ministre la lettre suivante :

« Monsieur le Ministre,

» Nous avons appris, par M. de Lagrange, la décision que vous avez prise à l'égard de notre plan d'organisation hygiénique, et l'intérêt que vous semblez attacher à l'examen de nos vues. Votre bienveillant accueil et l'honneur que vous faites à notre ouvrage en le soumettant à l'examen du Conseil universitaire, sont déjà une récompense flatteuse dont nous apprécions la valeur. Veuillez agréer l'expression de notre gratitude. Quoi qu'il arrive, notre cœur est satisfait.

» Nous ne croyons pas avoir indiqué, ni tout ce qu'il est convenable de faire, ni la manière dont il faudrait réaliser le bien que nous avons rêvé; mais nos idées sont en bonnes mains, et si peu qu'elles vaillent, nous sommes persuadés que le Conseil royal saura trouver ce qu'elles ont d'utile et de praticable.

» Toutefois, comme notre travail est le résumé substantiel d'un ouvrage dont nous avions conçu la pensée et réuni les éléments en 1838, nous craignons de n'avoir pas été assez explicites dans l'exposé des motifs qui nous ont suggéré l'organisation que nous proposons; aussi, nous serait-il agréable de donner les explications et les documents que le Conseil royal pourrait désirer pour éclairer sa décision. Nous nous mettons à sa disposition.

» Qu'il nous soit permis de dire toute notre pensée : l'Université a des envieux et des rivaux. L'excellence de son enseignement et la pureté de ses doctrines lui permettent de défier leurs critiques; mais nous croyons que certains établissements particuliers ont des chances plus favorables de succès sous le rapport du système d'éducation physique, qui doit compléter et accompagner par conséquent l'enseignement littéraire et scientifique.

» Votre sollicitude, Monsieur le Ministre, se préoccupe si vivement de tout ce qui peut contribuer au bien-être de notre jeunesse, qu'elle saisit les moindres vues de progrès : c'est sans doute à cette heureuse disposition d'esprit que nous devons la bienveillance de votre accueil. C'est aussi le motif qui nous a inspiré la confiance de vous exprimer nos craintes et nos prévisions, assurés que vous ne verrez dans nos communications qu'un seul désir, celui d'être utile.

» Agréez, etc., etc. »

La lettre de M. Orfila présentait, comme nécessaire, une inspection générale médicale, faite par des hommes spéciaux dans tous les colléges de France, à l'effet de recueillir et de coordonner les observations écrites et orales des divers médecins attachés à chaque établissement. Elle indiquait les développements ultérieurs que prendrait l'organisation médicale des pensionnats, et faisait pressentir l'importance du rôle attribué à l'éducation physique et hygiénique. La lettre de M. Salvandy, écrite sous forme de remercîments, contenait de plus quelques réflexions sur la concurrence que l'Université devait attendre des établissements particuliers, quant aux soins hygiéniques et médicaux.

Encore cette fois notre attente fut vaine, nos espérances déçues. Le Conseil, mis en demeure d'examiner et de décider, n'émit aucun avis, et quelle qu'ait pu être la discussion soulevée sur la proposition de M. le Ministre, il ne nous fut pas donné d'en obtenir la moindre connaissance. M. Orfila garda également le silence sur les communications officieuses qu'il avait reçues.

Cependant un autre ministre, indirectement intéressé à des questions de ce genre, avait consulté, de son côté, l'Académie de Médecine. Voici ce qui s'était passé dans la séance du 22 mars 1841 :

Loiseleur de Longchamp avait fait un rapport sur un document officiel adressé à l'académie par M. le Ministre de l'agriculture et du commerce, relatif à la santé des ouvirers employés dans les manufactures de tabac.

« Les Médecins de ces manufactures, disait-il, outre les soins des malades, ont aujourd'hui la mission de consigner chaque année, dans des rapports circonstanciés, les remarques qu'ils pourraient avoir faites sur la santé des ouvriers, sur les maladies observées dans les fabriques ; mesure qui témoigne du zèle trop souvent méconnu de l'administration pour les intérêts qui lui sont confiés, et que l'on aimerait à voir se réaliser dans tous les grands établissements. »

Le Ministre de la guerre, de son côté, par une décision du 26 mars 1845, avait formé une commission composée de treize membres, sous la présidence du général Tholozé (Voir *le Moniteur du 3 juin*), laquelle commission était chargée d'examiner les rapports sanitaires qui ont été produits aux inspections générales de 1844, par les chirurgiens militaires, et de signaler ceux de messieurs les officiers de santé qui avaient rédigé les meilleurs mémoires.

Ainsi, la santé des ouvriers et des militaires serait plus précieuse que celle des enfants confiés à l'Université!.... Car autrement le ministre de l'instruction, suffisamment averti et renseigné depuis cinq ans, aurait fait au moins ce qu'avaient tenté avec fruit deux ministres ses collègues.

Il résultait de notre plan, comme première amélioration à introduire, qu'il fallait organiser le service médical dans l'Université au moins comme il l'est dans l'armée; par-là on s'assurait :

1° De l'exactitude et de la capacité des médecins;

2° On donnait une juste satisfaction à la sollicitude des parents;

3° On élevait l'éducation au niveau de l'instruction que l'Université n'a jamais négligée, en lui accordant la place qu'exige l'important rôle qu'on doit assigner au développement physique de l'enfance.

Depuis cette époque, nous avons désespéré de faire entendre notre voix, et ce n'est qu'à de rares intervalles que nous avons recommandé nos vues à divers établissements particuliers, qui se sont adressés à nous pour les mieux connaître.

Ce n'est pas que l'on ne puisse saisir, à diverses époques, même dans l'Université, quelques tendances à en essayer une timide application. Ainsi nous avons pu nous convaincre que le service médical de la plupart des colléges royaux ou lycées a acquis plus de régularité : des visites journalières ont été prescrites ; un cahier ou registre a été préparé pour recueillir le nombre, la nature et les accidents des diverses maladies avec le traitement adapté à chacune d'elles. C'est une amélioration, mais c'est encore peu de chose, si l'on considère ce qui reste à faire.

En 1848, nous voyons deux actes du ministère Carnot, et un troisième de M. de Falloux, dans lesquels on peut trouver des emprunts à notre système.

Le premier, du 25 mars 1848, est relatif à la durée du travail dans les établissements d'instruction publique.

M. Jean Reynaud, président de la haute commission des études scientifiques et littéraires, s'exprime en ces termes, dans son rapport à M. le Ministre :

« La haute commission à la présidence de laquelle vous m'avez fait l'honneur de me commettre, va se trouver prochainement investie de l'examen des questions relatives à l'enseignement dans les lycées et les colléges, il paraît nécessaire de donner à ces dispositions *un élément fondamental qui leur manque*: c'est la détermination régulière de l'influence exercée sur les élèves par la proportion des heures de travail.

» Le développement de l'esprit n'est pas la seule condition que doit remplir un système d'études. Ce développement manquerait tout-à-fait son but, qui est de former des hommes capables, s'il n'était institué de manière à ce que le *développement physique ne souffrît pas de sa concurrence aucune atteinte*. Une fatigue organique causée par une prédominance trop forte et trop prolongée de l'application intellectuelle, pourrait se déclarer au moment même où les jeunes gens sortant de la vie méthodique des écoles, entrent dans la vie libre de la société.

» Ce n'est pas seulement la constitution physique qui se trouverait ainsi altérée; la spontanéité et l'énergie, qualités si essentielles à tout citoyen dans une république, seraient susceptibles de s'en ressentir également. S'il est juste de viser à ce que, dans les travaux de l'industrie, l'exercice du corps ne paralyse point celui de l'esprit, il ne l'est pas moins de veiller à ce que, dans ceux des écoles, *la proportion la plus avantageuse possible entre ces deux modes d'exercice* soit maintenue, fallût-il s'exposer à ce que les élèves eussent appris moins de choses ; on serait dédommagé, s'ils devaient les mieux savoir, et surtout se présenter dans le monde en meilleure disposition de s'instruire de tout ce qui leur reste encore à connaître.

» Je désirerais donc, Monsieur le Ministre, qu'il vous plût de nommer une commission d'enquête, chargée de constater les effets produits sur la santé des élèves, par suite de la proportion numérique qui s'observe, dans les lycées et les colléges, entre les heures données à l'étude, et celles qui sont employées au sommeil, à la récréation, *à la gymnastique*, à la promenade. Cette commission s'unirait, par un lien tout naturel, à celle que j'ai l'honneur de présider. Si vous vouliez y placer quelques-uns de nos collègues, qu'il y ait lieu à réformer, ou qu'il y ait lieu à maintenir, son enquête fournirait, aux discussions de la haute-commission, une base d'expérience qui augmenterait, aux yeux de tous, la sûreté et le poids de ses conclusions. »

Ce rapport est suivi d'un arrêté du ministre, qui

nomme la commission d'enquête demandée, dans laquelle figurent, pour la première fois, trois médecins.

Le 3 mai 1848, paraît le rapport de cette même commission, qui prend pour organe M. Serres ; celui-ci adresse, à MM. les Proviseurs et chefs d'établissements d'instruction publique, la lettre-circulaire suivante :

« Monsieur le Proviseur,

» La commission d'enquête sur la durée du travail dans les lycées et autres établissements d'instruction publique, commission que j'ai l'honneur de présider, a décidé, dans sa séance du 24 avril, qu'une série de questions vous serait adressée sur plusieurs points relatifs à l'influence exercée sur la santé des élèves, par les conditions d'étude et de travail dans lesquelles ils se trouvent placés.

» J'ai l'honneur de vous adresser, Monsieur le Proviseur, cette série de questions. Vous jugerez certainement indispensable, pour y répondre, de recourir aux renseignements spéciaux que pourront seuls vous donner, sur plusieurs points, les médecins attachés à l'établissement que vous dirigez. La commission ne se dissimule pas les difficultés que

les médecins pourront rencontrer pour répondre
toujours avec rigueur et précision ; elle croit cependant qu'en faisant appel à leurs souvenirs les plus
exacts, surtout pour les faits pathologiques les plus
communs ou les plus graves qui auront été soumis
à leurs observations, ils pourront fournir à la commission les éléments nécessaires pour la solution
des problèmes qu'elle est appelée à résoudre.

» Si, en dehors des questions que j'ai l'honneur
de vous adresser, les médecins de votre établissement avaient à communiquer à la commission d'autres renseignements qu'ils croiraient utiles de faire
connaître, la commission les accueillerait avec em-
pressement. »

Suivent dix-sept questions dont nous citerons les
suivantes :

I.

« Le plus bas âge pour l'admission des élèves,
fixé d'abord à neuf ans, puis abaissé à huit ans,
doit-il être maintenu à cette dernière limite ?

» Avez-vous observé des inconvénients ou des maladies qui pussent être attribués à l'âge d'admission des élèves ?

III.

» A-t-on remarqué que certaines études, et spécialement celles des classes élémentaires, eussent une influence particulière sur la santé des élèves?

IV.

» Dans le but de prévenir la fatigue intellectuelle chez les élèves, pourrait-on, sans inconvénient pour la force des études, introduire quelques modifications dans la durée du travail, soit dans la salle d'études, soit dans les classes?

» Ces modifications devraient-elles porter spécialement sur l'enseignement des lettres, sur les classes du matin ou sur les classes du soir, et devraient-elles varier suivant les saisons?

IX.

» A-t-on observé des altérations de la constitution ou des maladies qui auraient pu être attribuées à la durée, à la nature, à l'intensité ou au mode de distribution du travail?

X.

» Avez-vous observé que les affections cérébrales (congestions, hydrocéphale aigüe, meningite), soient plus fréquentes au lycée que chez les enfants de la ville, dont l'éducation intellectuelle est moins régulière et moins active?... Ces maladies attaquent-elles de préférence les élèves laborieux?

XI.

» Le développement des maladies, et en particulier celui de la fièvre typhoïde, est-il quelquefois déterminé par un travail trop assidu, ou par un travail excessif aux époques des compositions de fin d'année, du concours général à Paris, et des examens d'admission aux écoles spéciales?

XII.

» *Le plan actuel des études classiques peut-il être suivi, sans nuire au développement physique et à la santé des des élèves?*

» *Pensez-vous qu'une plus large part doive être faite à l'éducation physique?*

XV.

» *Quel a été depuis dix ans le mouvement de la population, la proportion des malades, la nature des maladies et le chiffre annuel de la mortalité?*

Ces questions semblent presque toutes dictées par notre ouvrage, et bien certainement toutes eussent eu une solution immédiate et facile, si depuis dix années notre système avait été pris en sérieuse considération.

Du reste, nous avons la conviction intime que

ces demi-mesures préparatoires n'ont pu aboutir à aucun résultat utile; les réponses ont dû être tardives, incomplètes, insignifiantes, contradictoires même, attendu qu'il n'est pas un établissement universitaire ou autre en possession des éléments nécessaires pour la solution des questions proposées.

Conçoit-on, en effet, que des questions qui exigent une longue étude, une minutieuse appréciation de faits non observés, non recueillis, puissent recevoir une solution satisfaisante de la part d'hommes complètement étrangers à la médecine, comme les proviseurs, les chefs d'établissements? Autant vaudrait consulter les facultés de médecine sur des réformes financières.

Mais, dira-t-on, on engageait les proviseurs à recourir aux renseignements spéciaux que pouvaient leur donner les médecins attachés à leurs établissements. C'est ici encore que se trouve une immense lacune. Quel moyen de contrôle a-t-on dans l'Université pour peser et apprécier la valeur des opinions de ces divers médecins?.....

Qu'on y pense cependant, la nouvelle loi sur la liberté de l'enseignement vient de créer à l'Université des rivaux qui ne reculeront pas lorsqu'il s'agira d'offrir des garanties sanitaires aux parents ; et si l'Université se laisse précéder dans la carrière, qu'elle ne s'en prenne plus qu'à elle après, si la confiance, qu'elle mérite à tant d'égards, ne va plus s'abriter sous son égide.

Le 14 mars 1849, enfin, parut un travail inspiré par la crainte de l'invasion de l'épidémie cholérique ; ce travail renferme seulement les précautions hygiéniques à prendre, dans le cas d'invasion de la maladie. Elles ont été rédigées, sur l'invitation de M. de Falloux, par MM. Orfila, Chomel, Adelon et Serres.

Le moment est-il venu de reprendre notre projet et d'en assayer la réalisation à un degré plus ou moins étendu ? Nous l'ignorons ; mais nous croirions manquer à notre mission, si nous ne faisions pas un nouvel effort pour le recommander aux hommes d'expérience et de progrès.

Quel que soit le succès de cette publication, nous ne désespérons point de l'avenir, et nous nous consolerons de nos échecs successifs, en songeant que nos idées n'ont pas été étrangères à l'adoption de quelques mesures utiles qui ont été introduites dans le système d'éducation universitaire.

La nécessité de mettre en harmonie l'éducation physique et l'éducation intellectuelle de l'enfance est profondément sentie depuis longtemps ;
les plans n'ont pas manqué pour l'exécution d'une
œuvre que réclamaient des intérêts si chers ; mais
la plupart, spécieux en théorie, ont échoué dans
la pratique, soit par la difficulté réelle de
concilier avec les travaux intellectuels, après
tout les plus importants, les soins hygiéniques
prescrits pour le développement des organes, soit
à cause des craintes fondées qu'inspire la proposition d'une réforme radicale. Nous aussi, re-
cueillant les enseignements d'une longue expérience acquise à l'école de Sorèze et dans divers
colléges de l'Université, avions, dans un ouvrage

3

spécial, exposé des vues systématiques formant un ensemble complet de prescriptions hygiéniques à introduire dans l'éducation ; l'insuccès des tentatives faites dans le même but nous a éclairés sur l'inconvénient d'entreprendre la solution complète du problème, en risquant de faire une part trop large à l'éducation physique. Alors renonçant à une critique sans utilité, nous avons pris le parti de proposer, dans ces courtes considérations, les améliorations qu'il est facile d'apporter au système actuel de l'éducation, sans en troubler l'économie.

Persuadés que le temps et l'expérience achèveront notre œuvre, nous soumettons avec confiance ce *Plan d'organisation* au Ministre de l'Instruction publique, au Conseil national, enfin à tous les hommes distingués qui peuvent en apprécier le mérite et en favoriser l'adoption.

PLAN

D'ORGANISATION

HYGIÉNIQUE ET MÉDICALE

POUR LES LYCÉES. COLLEGES COMMUNAUX ET AUTRES

———————◆———————

L'HOMME naît le plus faible des animaux ; son enfance est si longue que, seule, elle prouve qu'il est fait pour la société de ses semblables : c'est elle qui crée réellement la famille en resserrant des liens formés souvent par le caprice ou le hasard, et en fixant les affections de deux êtres sur une créature qui réclame toute leur sollicitude. L'homme est donc élevé pour la société et par la société, double condition de son existence, qui détermine sa destinée actuelle et son avenir. En effet, si la société donne à l'enfance des aliments, à l'adolescence l'éducation, plus tard elle lui demande compte des soins dont elle l'a entourée. Aussi la façonne-t-elle de bonne heure au joug, la préparant au service qu'elle en attend. Cependant gardons-nous de lui en vouloir, car elle aussi obéit à d'impérieuses nécessités qui la poussent vers le but qu'elle doit s'efforcer d'atteindre, sous peine de disolution.

Remarquons-le bien : plus une société gagne en civilisation, plus elle devient exigeante. Comment pourrait-elle, en effet, accroître ses jouissances, sans faire à la science, aux arts, à l'industrie, des emprunts continuels, sans demander des procédés nouveaux pour de nouveaux besoins ? C'est ainsi que l'éducation devient une œuvre d'autant plus compliquée, que nous nous éloignons davantage de l'état de barbarie. Toutefois, lorsqu'elle impose à la jeunesse une tâche plus longue et plus laborieuse en lui ouvrant ses écoles, ses ateliers, elle perfectionne en même temps ses méthodes, et rend le travail plus facile pour l'obtenir plus complet. On sait d'ailleurs que l'exercice développe les forces intellectuelles comme celles du corps. Mais dans ces prévisions ne méconnaît-elle pas souvent la sage réserve dont on doit user, même lorsqu'on marche vers le bien?.... Ne court-elle pas le risque de détruire son propre ouvrage en voulant le perfectionner?... La destinée des générations qui s'élèvent est entre ses mains. A-t-elle suffisamment pris en considération les phéno-mènes physiologiques qui s'accomplissent pendant la durée de l'éducation?.... Nous ne le pensons pas, et c'est remplir un devoir que de l'en avertir sans l'ac-cuser ; car, comme les individus, parfois elle fait fausse route à son insu. Essayons de lui indiquer en quoi sa direction nous paraît devoir être modifiée.

L'homme est à la fois esprit et matière : de là, dans cet être double, s'opère un double développe-ment qui exige une double éducation. Nous savons ce qu'il devient par l'éducation intellectuelle, la seule qu'on ait pris jusqu'à présent en sérieuse considéra-tion. Mais la nature nous avertit à sa manière du danger d'oublier l'éducation physique. Ce n'est pas seulement un être incomplet que fera l'un de ces systèmes à l'exclusion de l'autre ; c'est, dans bien des cas, un être dégradé qui, par sa faiblesse, s'isole de la société, quand celle-ci n'est pas obligée de l'en détacher violemment, en raison de la brutalité de ses penchants. Il faut donc élever le corps avec l'âme, et cela simultanément, sans que l'un souffre des soins accordés à l'autre. Cependant chacune de ces éducations doit avoir son principe et des procédés distincts qui découlent de sa nature. Que l'organisation influe puissamment sur le développement de l'intelligence des enfants, qu'à son tour l'intelligence réagisse fortement sur l'organisation, c'est ce que personne ne songe à contester ; et pourtant, si cette influence réciproque n'est pas mise en doute, d'où vient que l'on agit comme si elle n'existait pas? Les anciens l'avaient connue, appréciée, et l'on sait par combien de soins ils cherchaient à augmenter la vigueur du corps. Aussi quelles âmes fortement trempées sous des organisations de fer? Les modernes n'ignorent pas les enseignements de l'antiquité ; ils ne nient pas l'importance que l'on doit y attacher. Tant de bons livres ont été faits pour éclairer le public, tant de préceptes lui ont été adressés, qu'on ne saurait l'accuser de pécher par ignorance : et pourtant qu'a-t-on fait jusqu'à présent? que fait-on encore de nos jours pour satisfaire aux besoins de l'éducation physique? Il n'est personne qui ne comprenne que tout donner aux travaux de l'esprit avec les

systèmes généralement adoptés, ou subordonner les
exercices intellectuels à la gymnastique du corps,
sont deux excès également dangereux. L'étonnante
fécondité de nos écrivains réformateurs à produire
de nouvelles méthodes d'éducation prouverait donc,
qu'insoucieuse ou préoccupée, notre société s'in-
quiète peu du sort des générations futures.

La question des grandes lignes de communication
par canaux ou chemins de fer est belle assurément,
et vaut bien la peine qu'on s'en occupe ; mais la question de l'éducation est-elle donc si légère ou si fri-
vole, qu'on doive la négliger à ce point? Sous les
rapports matériels et positifs n'a-t-elle pas toute la
gravité nécessaire pour exciter la sollicitude de notre
siècle?

On nous accordera sans peine que le développement
progressif de l'organisation exerce une influence sen-
sible sur toutes les phases intellectuelles de l'enfance,
que cette influence se prolonge dans l'adolescence,
jusqu'à la fin des travaux qu'exige notre éducation
sociale ; mais on nous dira peut-être que les procédés
actuels ne l'ont pas méconnue, parce qu'on aura
établi dans certains colléges quelques appareils gym-
nastiques ; et cependant rien de plus vrai !....

En distinguant avec soin les théories exposées

dans nos livres, des méthodes adoptées dans nos
colléges et nos principaux établissements, il serait
facile de prouver que les exercices intellectuels ne
peuvent s'adresser qu'à des enfants non seulement
bien portants, mais encore bien constitués ; et notez
bien que c'est en effet la première condition qu'on
exige de l'élève présenté au collége ; que telle est
encore la condition préalable d'admission imposée à
tous les candidats pour les écoles spéciales du gouvernement, comme l'école polytechnique, l'école de
Saint-Cyr et autres. Aussi, dans quelle triste et
fâcheuse position se trouvent les enfants plus ou
moins maladifs ! Ceux-ci, souvent atteints d'indispositions tantôt graves, tantôt légères, sont forcés d'in-
terrompre leurs études, et vont languir dans une
infirmerie, pour y prendre le repos qui leur est
nécessaire, ou retrouver la santé qu'ils ont perdue.
Ces fréquentes interruptions amènent d'abord une
faiblesse croissante dans les travaux intellectuels,
bientôt ce dégoût invincible de toute étude sérieuse,
qui semble la suite ordinaire de l'état maladif.
Combien ne voit-on pas d'enfants qui, après avoir
lutté vainement contre les difficultés d'une organisation délicate, abandonnent pour toujours des études ébauchées à peine, condamnés, par l'imperfection

des méthodes, à l'ignorance, et, ce qui en est la conséquence, à une fâcheuse inaction, dans l'impuissance
où ils se trouvent de remplir un rôle actif dans la
société? Cette catégorie est en réalité bien plus nombreuse qu'on ne le croit vulgairement, comme le
prouve le résultat de nos observations journalières
faites depuis plus de vingt années. Mais nous pouvons, sans avoir recours à des calculs toujours sus-
pects dès que les éléments n'en sont pas vérifiés
immédiatement, atteindre, en quelque façon, à la
démonstration des faits par les réflexions suivantes :

Examinons les enfants de nos colléges, où nos
observations sont plus faciles et plus générales par la
régularité de la discipline qui les distingue: nous y
apercevrons sans peine trois catégories d'enfants :
la première, la moins nombreuse, est celle des enfants
d'une santé parfaite et d'une constitution vigoureuse,
qui suivent sans trouble, sans hésitation les divers
exercices intellectuels établis dans la maison: on re-
marquera généralement qu'ils sont à la tête de leurs
classes. La deuxième comprend ceux qui, sans être
souvent malades, ont une constitution délicate ; ils
ont souvent de grands succès, mais souvent aussi ils
s'épuisent en vains efforts pour conserver leur supé-
riorité ; leur état devient alors plus fâcheux que s'ils

avaient obéi à l'indication de la nature, en inter-
rompant leurs travaux intellectuels pour laisser à
l'organisation la faculté d'accomplir son œuvre. La
troisième catégorie, enfin, se compose de ceux qui
ont à lutter sans relâche contre un principe morbi-
fique ; dans leur existence tourmentée, la nature com-
bat tout entière en faveur du développement des
organes, et semble ajourner tout effort en faveur des
facultés intellectuelles ; de là résultent, non seulement des insuccès plus prononcés, mais encore une
altération parfois si grave dans leur santé, que leur
vie est compromise, si ce n'est immédiatement, du
moins pour un avenir plus ou moins éloigné.

Il est aisé de contester le plus ou moins de gravité de ces faits ; tel voit le mal moindre qu'il n'est,
tel autre l'exagère sans le vouloir ; mais le nier, c'est
chose impossible. Or, quand même on réduirait fort
au-dessous de la vérité le nombre des individus qui
appartiennent aux deux dernières catégories, n'y au-
rait-il pas toutefois un grand malheur à réparer ?

Pourquoi laisserions-nous subsister une pareille
lacune dans l'éducation de la jeunesse, sans essayer
de la remplir ? *Une harmonisation entre les deux
sortes d'éducation intellectuelle et physique* aurait-
elle été jugée impossible et abandonnée comme un

beau rêve de philanthropie?... Nous sommes tentés de le croire. Quoiqu'il en soit, le temps nous semble opportun pour réaliser cette pensée de progrès, puisqu'il n'est pas question de renverser, puisque le système actuel est en quelque sorte préparé à recevoir la réforme que nous proposons. D'ailleurs la modification que semble réclamer le mode d'éducation adopté dans l'Université serait-elle partielle, quel serait encore un grand bienfait. Rendre pour ainsi dire à la société une foule d'êtres que la nature semble condamner à une sorte d'ilotisme, améliorer le sort de plusieurs en leur donnant le moyen d'achever l'œuvre importante de leur éducation qu'ils désespéraient de mener à son terme ; faciliter le travail de ceux qui ne l'achèvent pas sans fatigue et sans péril, tels sont les services que nous attendons de la réalisation de nos vues.

Ajoutons que le gouvernement s'est mis dans la nécessité de satisfaire à cette double condition de l'enseignement, non pas d'une manière générale seulement, à l'égard des établissements universitaires placés sous son patronage, mais d'une manière spéciale, quand il adopte les fils de nos anciens militaires ou de fonctionnaires sans fortune, à titre de *boursiers*. On sent bien que l'instruction qu'il leur donne n'est qu'un moyen, non un but ; c'est un avenir qu'il prétend leur assurer en reconnaissance des services rendus à l'État par leur père dont il prend la place ; il les élève, les suit dans leur progrès, jusqu'à l'âge de dix huit ans, époque de la vie où s'ouvre devant eux la carrière à laquelle les appellent leurs goûts et leur capacité. Or, n'est-ce pas perdre complètement le fruit de tant de soins et de tant de sacrifices, que d'ébaucher une éducation qu'une constitution faible vient arrêter, ou de la donner complète avec une organisation si frêle, qu'elle rend le sujet impropre aux diverses spécialités qu'il leur offre, puisque, comme nous l'avons dit, une bonne constitution est une condition indispensable de leur admission ? Nous sommes loin d'accuser le gouvernement d'indifférence ou de mauvaise foi : s'il se trompe dans ses intentions bienfaisantes, c'est que l'état de l'instruction publique ne lui permet pas de faire mieux ni autrement ; mais on lui reprocherait justement de négliger les moyens, que l'on met à sa disposition, d'achever son œuvre de bienfaisance et de justice.

La gravité de ces considérations dont nous supprimons à dessin le développement, bien appréciée, examinons ce que fait l'Université pour l'éducation physique, lorsque tous les jours elle augmente ses exigences pour l'éducation intellectuelle.

Elle confie tous les détails de l'instruction à des maîtres d'études et à des professeurs ; tandis que l'administration, la discipline, la haute surveillance est entre les mains des censeurs, proviseurs, inspecteurs d'académie, inspecteurs généraux ; tous ont un rôle spécial qui a pour objet principal le progrès intellectuel ; cependant plusieurs d'entre eux ont d'autres fonctions encore ; les censeurs, les inspecteurs doivent veiller à certains intérêts physiques, s'assurer, par exemple, si la nourriture est saine et assez abondante, si les élèves sont tenus proprement ; en un mot, si l'état sanitaire est satisfaisant ; mais l'on sait que les inspecteurs passent rapidement et que leur visite est toujours prévue ; leur influence sous ce rapport est donc presque nulle. Quant au censeur, qui vit constamment au milieu des enfants, les suit dans tous les exercices de la maison, toujours en contact avec les maîtres d'étude d'un côté, les professeurs de l'autre, c'est lui qui les connaît le mieux et recueille les documents les plus nombreux sur leur compte. Or, qu'il les apprécie moralement et sous les rapports intellectuels, ce n'est pas douteux ; mais ce qui est très douteux, impossi-

ble même, c'est qu'il les connaisse physiologique-
ment, soit parce qu'il n'a pas reçu mission pour
cela, soit parce qu'il n'est pas tenu de posséder les
connaissance physiologiques et médicales qui lui seraient indispensables.

Il n'est qu'un homme qui puisse s'acquitter con-
venablement de cette tâche spéciale : c'est *le médecin de l'établissement*, qui, jusqu'à présent, n'a
qu'un rapport accidentel avec ceux des élèves qui
passent à l'infirmerie : or, est-ce là, nous le de-
mandons, étudier pour connaître l'état physique des
enfants? les uns ne le verront presque jamais, bien
que portant en eux le germe d'une maladie qui se
développera plus tard ; d'autres le voient si rarement,
que le souvenir des affections et indispositions pas-
sées s'efface et s'oublie sans retour ; enfin plusieurs
se présentent trop souvent à ses yeux : dégoûtés à
tort ou à raison de leurs travaux intellectuels, ils
sont ordinairement renvoyés après un examen insi-
gnifiant. Parmi ces derniers, pourtant, il en est réellement d'incapables, par la faiblesse de leur organisation, des efforts qu'on obtient de leurs condisciples
bien portants ; hors d'état de répondre aux exigences
de leur professeur, ils se découragent, prennent le
travail en horreur et se font parfois chasser du col-

lége. Ainsi se perdent des jeunes gens que le repos,
une nourriture plus succulente, des encouragements
mieux que des punitions, rendraient plus confiants,
plus dociles, plus laborieux.

Si le médecin apprenait à connaître, par de fré-
quents examens et des visites régulières, tous les
élèves sans distinction ; si, d'accord avec le censeur,
il recueillait les observations que lui suggèrent ses
connaissances physiologiques, à leur entrée dans la
maison, puis à des époques déterminées, certes il
composerait non seulement une clinique précieuse et
intéressante d'une manière absolue, qui hâterait les
progrès de la science, mais encore, utile et profitable
en grand nombre de circonstances, ce tableau statistique servirait même aux élèves bien portants, en
rendant raison de l'intermittence remarquée chez
plusieurs : en travaillant pour la santé des enfants,
ce qui est un devoir, on travaillerait en même temps
à faciliter leurs progrès intellectuels, et la physiolo-
gie de l'homme y gagnerait des observations d'une
haute importance. Nous croyons donc utile et nécessaire de formuler le plan suivant d'organisation hygiénique et sanitaire, qui nous semble suffisamment
justifié par les considérations précédentes.

1° Dans tous les établissements d'éducation, le

médecin ne serait pas seulement appelé à traiter les malades ; mais il devrait être consulté dans toutes les questions d'hygiène, de manière à remplir, à l'égard de l'éducation physique, les fonctions exercées par le censeur pour l'éducation intellectuelle.

2° Assisté du censeur, le médecin examinerait chaque élève à son entrée dans l'établissement. Il dresserait procès-verbal des faits observés, sur deux registres, dont un demeurerait entre les mains du censeur, et l'autre serait déposé à l'infirmerie.

3° Il serait procédé une fois par trimestre à pareille inspection, et tenu compte, sur les deux registres précédents, des modifications survenues dans l'état sanitaire de chaque pensionnaire.

4° Les élèves malades, soignés à l'infirmerie, deviendraient l'objet d'une clinique particulière. A cet effet, il y aurait un cahier sur lequel on mentionnerait non seulement le régime et les prescriptions médicamenteuses ou autres, mais encore les observations du médecin sur l'état du malade. A sa sortie de l'infirmerie, un résumé de la maladie, et l'avis du médecin sur ses conséquences à l'égard des travaux intellectuels auxquels devrait se livrer l'élève, seraient inscrits sur le registre général du censeur et de l'infirmerie.

5° A la fin de chaque année scolaire, le médecin serait tenu de fournir un tableau statistique et raisonné de toutes les observations qu'il aurait faites sur l'état hygiénique et sanitaire des élèves. Ce tableau resterait déposé aux archives de l'établissement avec les registres généraux et les cahiers de l'infirmerie, pour y être consultés au besoin.

6° Un ou plusieurs médecins seraient chargés de faire, une ou deux fois par an, l'inspection des lycées d'abord, et, par la suite, celle des colléges communaux.

Avant la rentrée des classes, dans un travail envoyé à l'Université, ils résumeraient tous les rapports des médecins des colléges. De sorte que, chaque année, l'Université pourrait former une statistique, non seulement intellectuelle, mais encore hygiénique et sanitaire de tous les élèves de ses établissements d'éducation, ce qui n'existe nulle part.

On conçoit tous les avantages de ces mesures dans l'intérêt des élèves et de leurs familles, dans celui du gouvernement et des communes, à cause des boursiers.

En effet, la connaissance que le médecin acquerrait de la constitution de chaque élève, lui permettrait de la fortifier, si elle était faible, par tous les soins

4

bien entendus qu'il lui prodiguerait en temps opportun, souvent même sans que celui-ci les eût récla-
més. Voilà une partie des avantages qu'en retirerait
l'éducation physique. Quant à l'éducation intellectuelle, elle y gagnerait aussi ; car il en résulterait
plus de facilité pour certains élèves à en supporter le
poids, moins d'interruption dans les études qu'elle
prescrit, et cela par suite des rapports continuels du
censeur avec le médecin.

Prouvons par quelques faits la vérité de ce que
nous avançons :

Qu'un enfant bien portant éprouve, à l'époque
par exemple de la puberté, un sentiment de lassi-
tude, un dégoût pour le travail, qu'il a aimé jusqu'a-
lors ; soyez persuadé qu'il est le plus souvent sous
une influence morbide qui paralyse plus ou moins
l'activité habituelle de son esprit. Si le médecin ne
l'a pas perdu de vue, averti de cet état insolite par
le censeur, il s'en empare, l'enlève à ses travaux ordinaires, et par quelques jours de repos ou d'un traitement hygiénique, il le ramène à l'état normal ;
tandis que, livré aux seules forces de la nature, luttant contre une volonté louable qui l'excite à l'ac-
complissement de ses devoirs, il se fût mis dans
l'impossibilité de supporter le poids d'un labeur

journalier, et fût tombé plus ou moins gravement
malade.

Qu'un autre, d'une constitution délicate et d'un
tempérament nerveux, se livre à un travail opiniâtre pour ne pas déchoir du rang où il s'est élevé :
ses efforts immodérés l'épuiseront bientôt. Le médecin est là qui, prévoyant de tels faits, s'est mis
au courant de tout ce qui se passe, par l'intermédiaire du censeur : il arrête à temps un zèle dangereux que les professeurs ne sont que trop portés à
exciter, et, par des soins bien entendus, il sauve à la
fois et l'honneur et la santé de l'élève.

Un boursier du gouvernement se rend digne, par
son application, de la faveur qui lui a été accordée ;
mais sa constitution l'expose à de fréquentes indispositions, souvent causées par l'âpreté du climat ;
le médecin a pris note de ces circonstances ; il réclame pour lui un climat plus doux, plus chaud,
plus en harmonie avec son état physiologique.

Ajoutez à cela les améliorations apportées dans
l'hygiène d'une maison par une surveillance médicale, active et sagement organisée.

Mais que n'obtiendrait-t-on pas plus tard de ces
rapports annuels des médecins divisionnaires ?.....
Que d'heureuses modifications ne suggèreraient-ils

pas dans l'organisation matérielle ou même intellectuelle des établissements, et surtout dans le régime
des infirmeries ?

C'est alors que, sans doute, on sentirait la nécessité de créer d'abord à Paris, ensuite dans des loca-
lités favorables pour une ou plusieurs académies,
un établissement spécial, dans lequel les soins intellectuels seraient complètement subordonnés aux soins
hygiéniques, diététiques et médicaux, et cela à l'in-
verse de ce qui existe dans tous les colléges. Là seraient envoyés les élèves qui, par la faiblesse de leur
santé, ne peuvent suivre avec fruit les travaux ordinaires de l'instruction universitaire sans compro-
mettre plus ou moins leur existence.

Dans ces espèces d'instituts hygiéniques et médicaux on pourrait recevoir et faire participer aux
bienfaits de l'instruction ces enfants condamnés pour
la plupart à l'ignorance, parce que leur état d'infirmité les retient au sein de leur famille, où ils ne
trouvent, pas plus que dans tout établissement, le
genre de soins qui convient à leur position (1).

(1) Un pareil établissement ne saurait être considéré comme
une utopie, puisque déjà, en 1839, le prince de Chimay aurait
voulu le réaliser dans son institut de Mesnars (*).

(*) Voir, à la fin de la brochure, le prospectus fait à ce sujet

On a des écoles publiques pour l'enseignement des langues, des sciences et des arts, en un mot pour tous les genres de culture intellectulle : la religion, l'humanité ont ouvert des asiles à toutes sortes d'infirmités du corps humain ; on n'a pas oublié cette déplorable maladie de l'esprit qui réduit le chef-d'œuvre de la création au sort de la brute ; et l'on abandonne comme incapable de recevoir aucune éducation sociale, tous ceux que les vices de l'organisation ou la faiblesse d'une constitution délicate éloignent jusqu'à présent de nos écoles? Ainsi, tandis que les préceptes d'une sage hygiène indiquent ce qui convient à chaque état physique, aucune méthode amie de l'enfance ne nous apprend ce qu'il est permis d'enseigner à ces infortunés déjà frappés par la nature d'une sorte de réprobation ; ou plutôt la science leur sera à jamais interdite, et l'ignorance, cette lèpre dégoûtante de l'esprit, viendra s'ajouter à l'infirmité originelle du corps, pour créer de vrais parias dans la société.

Arrivée à ce point, l'organisation universitaire serait à la hauteur de sa grande et belle mission, puisqu'il n'y aurait pas un seul individu, dans quelle condition hygiénique qu'il fût, qui ne pût profiter de ses bienfaits, et qu'elle serait en mesure de faire marcher de front avec une égale facilité l'éducation physique et l'éducation intellectuelle, toujours prête à porter remède à tout accident capable de troubler l'une ou l'autre. Quel système, osons le prononcer, pourrait lui être comparé, soit parmi les anciens, soit parmi les peuples modernes les plus avancés en civilisation?

Telles sont les vues que nous croyons devoir proposer au gouvernement et dont la plupart sont immédiatement réalisables dans l'état actuel de l'Université. Nous les présentons, convaincus, sinon de leur absolue nécessité, du moins de leur immense utilité.

Nous espérons, dans l'intérêt public, qu'elles seront accueillie, avec bienveillance. On voudra bien nous considérer non comme des esprits inquiets impatients de réformes, mais plutôt comme des hommes de conscience qui, ayant découvert et sondé certaines plaies, ont en même temps cherché les moyens de les guérir.

Que l'administration voie et juge!.... Nous croyons remplir un devoir en signalant une lacune et la possibilité de la faire disparaître. D'autres, plus heureux et plus habiles, compléteront notre œuvre.

Quoi qu'il en soit, ils nous trouveront toujours prêts à leur offrir le secours de notre zèle, de notre expérience.

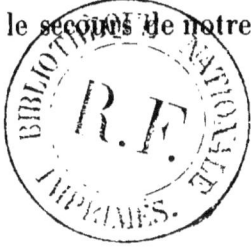

FIN.

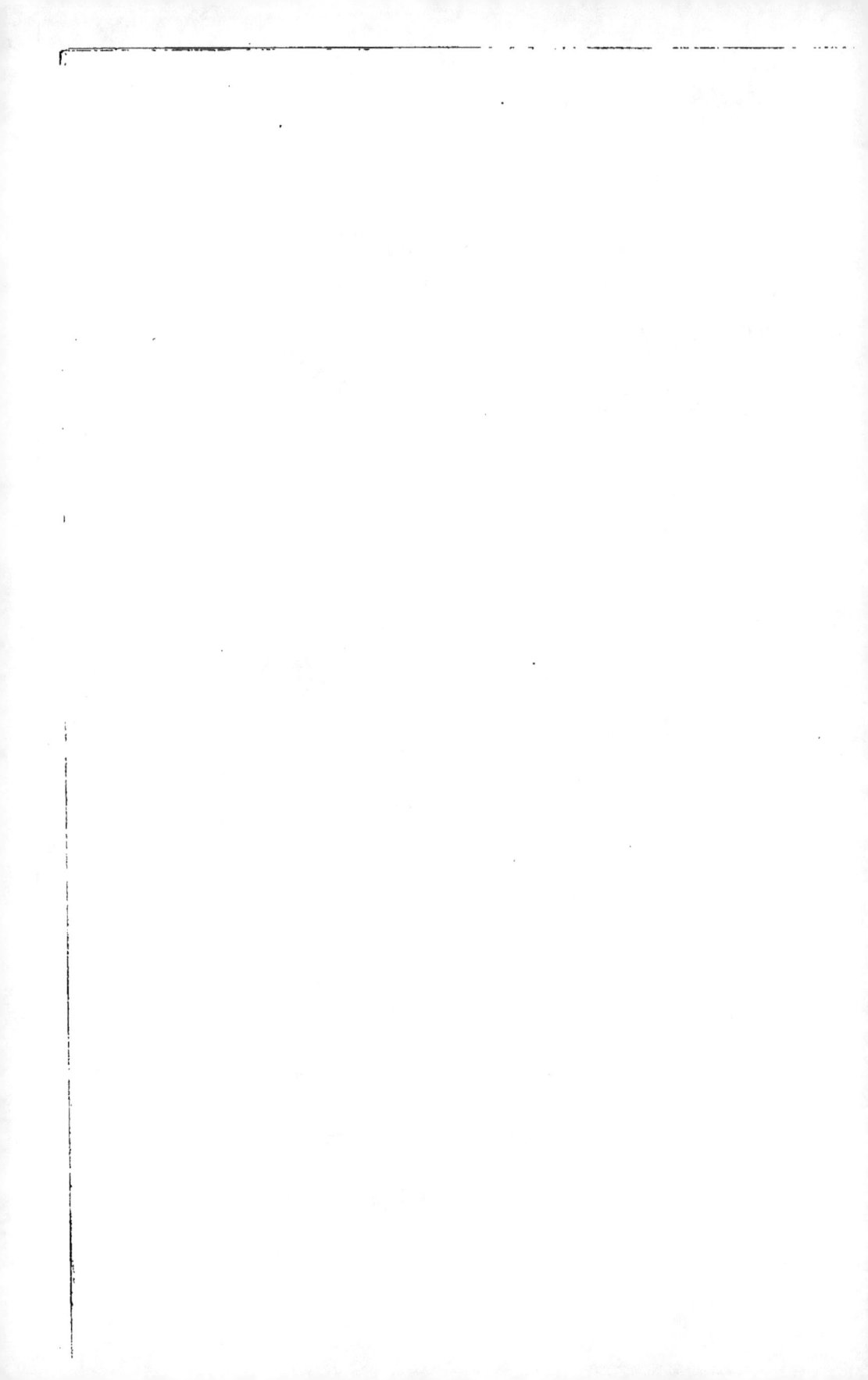

INSTITUT

HYGIÉNIQUE ET MÉDICAL DE MÉNARS

(PRÈS BLOIS),

FONDÉ ET DIRIGÉ PAR **M. MENARD,** SOUS-DIRECTEUR
DU PRYTANÉE **Ménars,**

ET

LE DOCTEUR POUGET,

EX-MÉDECIN DE L'ÉCOLE DE SORÈZE, DIRECTEUR DE L'INSTITUT ORTHOPÉDIQUE DE BORDEAUX,
MÉDECIN INSPECTEUR DES BAINS DE MER DE ROYAN,
Membre de la société royale de Médecine de Bordeaux, et membre
correspondant de celle de Toulouse, etc., etc.

———— ✪ ————

QUAND on songe sérieusement et consciencieusement à l'éducation de la jeunesse, on ne tarde pas à s'apercevoir, non sans un sentiment profond d'amertume, que grand nombre d'enfants ne peuvent pas profiter d'un bienfait aussi précieux, arrêtés ou entravés, soit par une constitution débile, soit par quelques dispositions morbides qui prennent souvent leur source dans les efforts qu'exige la culture de l'intelligence. Si le corps souffre, l'esprit n'a plus la liberté d'accomplir des travaux pénibles, ou, s'il persiste, excité par une volonté opiniâtre, à poursuivre la tâche de l'éducation ordinaire, c'est aux dépens de la santé qui disparaît sans retour, ou s'affaiblit à jamais. Faut-il donc abandonner ces infortunés, comme il arrive fréquemment, à une ignorance source elle-même de tant de maux? ou bien marcher à tâtons, sans écouter les plaintes et les gémissements de ceux qu'on immole à un système qui n'est pas fait pour eux?

La société serait-elle si peu avancée en civilisation, que les enfants à constitution faible ou maladive, dussent, comme à Sparte, périr d'une mort violente, ou s'assoupir dans une léthargie intellectuelle cent fois pire? Non, il n'en sera pas ainsi dès qu'on aura mûrement songé à résoudre un problème qui n'est difficile que parce qu'il a été mal posé; celui *d'harmoniser les méthodes d'ins-*

tructions avec les divers états physiques de l'enfance, qu'il faut rendre forte et saine pour qu'elle soit profondément morale et intelligente.

C'est pour chercher à remplir, par la solution d'un tel problème, une lacune aussi affligeante, que M᷁ le D᷁ Pouget, et M᷁ Valat, professeur de mathématiques au collége royal de Bordeaux, ont publié un plan d'organisation hygiénique et médicale pour les colléges royaux, dans un opuscule extrait d'un plus long travail fait sur les observations qu'ils ont recueillies dans les maisons d'éducation depuis plus de vingt années. Sans attendre que cette pensée fût réalisée par les hommes éclairés auxquels s'adressaient ces réflexions, M᷁ le D᷁ Pouget a compris quel avantage pourrait retirer la société de l'exécution d'un tel plan, sous l'inspiration de ceux-mêmes qui l'avaient émis et médité; et pour assurer le succès de cette entreprise, il a jeté les yeux sur un point central de la France, sur un lieu aussi remarquable par la beauté des sites qu'il présente, que précieux par la douceur de l'air et de la température. Ce lieu est MÉNARS, *près Blois,* sur les bords riants de la Loire, et sur la route de Paris à Bordeaux, où se trouvent situés les vastes et beaux établissements d'enseignement fondés par le prince J. de Chimay, et dirigés, sous ses auspices, par M᷁ l'abbé Chanpavier. Cette institution, où l'on peut puiser tous les éléments d'instruction, dans les lettres, les sciences, et même dans les deux cours théorique et pratique de commerce et d'agriculture, qui donnent à ce collége tant d'avantage sur tous ceux qui existent en France, a motivé le choix que M. Pouget a fait de cette localité, pour y placer sa maison centrale. Le directeur, ainsi que les médecins du prytanée, qui, pour seconder ses vues, ont bien voulu lui donner leur concours, sont une garantie de plus de la justesse de son choix.

En conséquence, un local spécial et remplissant toutes les conditions voulues, a été consacré à former un institut dans lequel les soins intellectuels sont complètement subordonnés aux soins hygiéniques, diététiques et médicaux. Avec les secours qu'on peut trouver dans les professeurs du prytanée, et que son voisinage met à la disposition de l'institut, l'instruction marche parallèlement au développement physique, sans le contrarier, sans le presser, sans l'arrêter, avec une prudente réserve ; elle devient même, parfois, partie essentielle du traitement hygiénique et médical exigé par certains cas particuliers.

On y reçoit tous les enfants qui, par la faiblesse de leur constitution, ou à cause de certaines dispositions maladives, ne peuvent suivre avec fruit, ou même sans aggraver leur état, les travaux intellectuels que réclament les systèmes en usage, tous plus ou moins en opposition avec les soins hygiéniques et médicaux qu'exige leur position, et que, ni leur famille, ni aucune maison d'éducation, ne sont en mesure de leur donner dans la plupart des cas.

Tout a été combiné pour atteindre ce double but : le local est vaste et commode ; on y trouve une cour complantée d'arbres pour les exercices d'été, et une superbe salle de récréation couverte pour l'hiver.

Le régime sain et succulent est approprié à l'état particulier de l'élève.

A la tête des autres moyens hygiéniques, on place la gymnastique, non pas telle qu'on la fait en général dans les pensions, deux ou trois heures par semaine, mais une gymnastique spéciale, douce, graduée, aussi prolongée que le cas l'exige ; vient ensuite la natation, lorsque la saison le permet, les promenades dans la campagne, l'exercice à cheval, en voiture, dans certaines circonstances ; enfin, l'école des arts et métiers du prytanée est mise à contribution avec avantage, sous ce dernier rapport.

Quant aux médications, elles sont générales ou spéciales : dans les premières, on comprend, en première ligne, les bains de toutes sortes, d'eau douce, d'eau salée, de mer, bains minéraux factices, de vapeur, d'eaux minérales, naturelles, douches, massage, etc., etc.

Les médications spéciales sont trop variées pour pouvoir être énumérées ; elles sont appropriées à l'état de prédisposition maladive de chaque élève. Ceux auxquels tout travail intellectuel devrait être interdit, ne sont pas admis.

Le service médical est partagé entre MM. les D⁷ D*** Bl*** et Pouget. M. Bl*** habitant Ménars, peut être auprès des élèves jour et nuit ; M. D*** les visite au moins trois fois par semaine, et M. Pouget, quoique domicilié à Bordeaux, s'entend avec ses confrères sur la direction médicale de l'établissement ; il y fait trois ou quatre voyages dans l'année, et plus si les circonstances l'exigent; il conduit à Royan et y surveille les enfants qui ont besoin des bains de mer. Pour ceux qui sont destinés à aller aux bains minéraux des Pyrénées, ils sont confiés à la direction de M. le Dr Lemonier, médecin inspecteur adjoint des bains de Bagnères-de-Bigorre.

L'étude ne devant être, pour les élèves de l'institut, que l'application d'une formule médicale, on prépare, sous l'indication des médecins, une série de travaux et d'études qui viennent compléter le traitement médical, et s'unir étroitement aux moyens hygiéniques qui, en fortifiant le corps, exercent une si grande influence sur les progrès de l'intelligence.

Les règlements généraux sont modifiés tous les jours par le médecin dans l'intérêt de chaque enfant, selon son état, sa force, et surtout d'après l'état de l'atmosphère favorable à tel ou tel genre d'exercice.

M. Ménard, sous-directeur du prytanée, est chargé, sous les indications des médecins, de la direction matérielle et intellectuelle de l'institut, dont l'organisation, comme on peut le voir, d'après le plan qui a été adopté, présente le système le plus rationnel et le plus complet d'éducation physique et intellectuelle, on peut même dire unique pour certaines classes d'enfants, puisqu'il n'y en a pas un seul, dans quelque condition physiologique et maladive qu'on le suppose, qui ne puisse y trouver tous les soins exigés par son état.

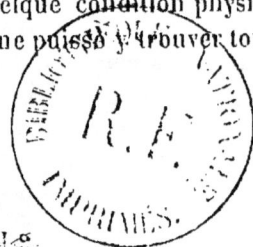

www.ingramcontent.com/pod-product-compliance
Lightning Source LLC
Chambersburg PA
CBHW070833210326
41520CB00011B/2233